AF299253

T C 16 12.

DISSERTATION

SUR LA

GYMNASTIQUE.

Paris. — Typographie de FIRMIN DIDOT frères, rue Jacob, 56.

DISSERTATION

SUR LA

GYMNASTIQUE,

A l'usage de la Jeunesse

DE

L'EMPIRE OTTOMAN;

PAR S. ARCHIGÉNÈS,

(D'ÉPIBATÈS EN THRACE)

Officier de santé de la Faculté de Médecine de Paris, Docteur en médecine et en philosophie de l'Université Impériale et Royale de Pise, Docteur en médecine de la Faculté de Paris, membre correspondant de l'Académie Royale de médecine de Paris.

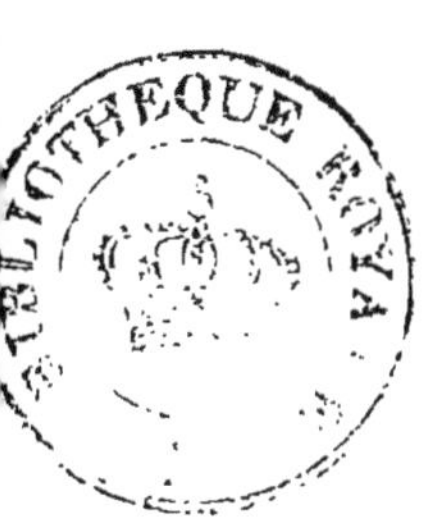

———◆◦◦◦◆———

PARIS,

Chez L'Auteur, à l'Ambassade ottomane.

——

1843.

A Monsieur

ALI-GHALIB,

BEY-EFENDI,

FILS DE SON EXCELLENCE

RECHID-PACHA.

Hommage de mon entier dévouement.

T. TH. S. ARCHIGÉNÈS.

CONSIDÉRATIONS GÉNÉRALES.

La gymnastique est la science raisonnée de tous nos mouvements, de leurs rapports avec nos sens, notre intelligence, nos sentiments, nos mœurs et le développement de nos facultés.

Le mouvement peut être considéré comme une loi imposée par la nature à notre mode d'existence : celui qui veut s'y soustraire est puni de maladie. C'est parce que nous sommes organisés pour une vie agissante que le mouvement nous devient indispensable, surtout pendant le développement de l'organisation. Aussi remarquerons - nous que l'enfance, qui n'a d'autres règles que l'instinct naturel ou la voix de ses organes, se livre à des mouvements continuels, à moins qu'elle ne soit déjà sous le poids de quelque maladie. Ce besoin se fait sentir pendant toute la durée de l'accroissement, et s'affaiblit ensuite, à mesure que la vie sociale s'empare de l'individu.

Les anciens avaient déjà reconnu l'utilité d'exercices du corps, et ils en avaient fait la base de l'éducation. Ce fut aux institutions de Lycurgue que les Lacédémoniens durent leurs vertus et leur courage, et l'on sait que toutes ses lois avaient surtout en vue

de former des corps robustes. Les
Romains étaient d'abord ou culti-
vateurs ou soldats; et lorsque la po-
pulation eut augmenté, et que le
luxe et les richesses furent introduits
dans la ville, les oisifs s'exerçaient
encore à la gymnastique.

L'exercice, en accélérant tous les
mouvements organiques, rend les
fonctions plus actives, et cause une
stimulation générale d'autant plus
considérable qu'il est plus violent: il
n'est donc pas également convenable
à tous les individus; dans certains cas,
il peut même devenir nuisible. Il est
évident que les enfants d'une constitution faible ne peuvent supporter
les fatigues qui conviennent aux ado-

lescents bien constitués, et que dans certains cas de phthisie, de palpitations, de hernies, etc., les exercices même les plus légers peuvent être contre-indiqués.

L'observation de la nature nous apprend que c'est surtout sur le jeune âge que l'exercice répand toute son influence salutaire; comme il lui est naturel, il faut conclure qu'il est nécessaire. La sensibilité et les mouvements organiques ayant alors une grande activité, si l'on n'en régularisait la distribution, des désordres nombreux surviendraient bientôt. A combien de maladies ne succombent pas des jeunes gens que les préceptes de l'hygiène, et particulièrement ceux qui concernent les mouvements, eussent conduits à un âge avancé! L'histoire nous présente des noms brillants qui déposent en faveur de l'éducation active : César était né ex- trêmement faible, et il dut aux soins éclairés qui dirigèrent sa jeunesse, et spécialement aux exercices gymnas- tiques, le corps robuste et l'âme in- trépide qui lui firent traverser mille dangers pour se placer à la tête de l'empire romain. Plutarque, dans la Vie des hommes illustres, cite plu- sieurs faits analogues.

DIVISION DES EXERCICES.

Les divers exercices peuvent se diviser en actifs et en passifs, c'est-à-dire en mouvements spontanés et en mouvements reçus. Ici nous énumérerons d'abord les exercices admis dans la gymnastique, et l'influence particulière de ceux qui se rapprochent le plus de la nature de l'homme, servent le plus ses besoins, ou contribuent le plus ordinairement à ses amusements. Nous ferons suivre ensuite cette énumération rapide d'un exposé de préceptes hygiéniques relatifs aux exercices.

1. EXERCICES ACTIFS.

Les exercices actifs sont ceux dans lesquels notre corps se meut de lui-même en totalité ou en partie, mais dans lesquels il est toujours le seul agent du mouvement. Dans ce genre on range, 1° la marche, 2° la danse, 3° la course, 4° le saut, 5° la chasse, 6° l'escrime, 7° la natation, 8° la lutte, 9° enfin la phonascie, ou l'exercice des organes de la voix.

2. EXERCICES PASSIFS.

Les exercices passifs sont ceux dans lesquels notre corps, placé dans un réceptacle quelconque, est mû avec ce réceptacle par une force étrangère, et n'est plus l'agent du mouvement qu'il éprouve. Ce genre comprend, 1° la progression en voiture, 2° l'équitation, 3° la navigation.

PRÉCEPTES HYGIÉNIQUES.

Les précautions générales qu'on doit prendre quand on se livre aux exercices actifs sont les suivantes :

1° Choisir une place convenablement disposée, exposée à l'air libre et à l'ombre pendant l'été; à l'abri des intempéries de la saison pendant l'hiver. Le sol doit être profondément sablé, tant que le genre d'exercice peut le comporter ; et si celui-ci doit avoir lieu dans un espace clos, on y réunira toutes les conditions de salubrité exposées dans notre Hygionomie ; on évitera par-dessus tout l'encombrement, inconvénient si ordinaire des salles de réunion.

2° On prendra des vêtements spéciaux, lâches et légers ; il suffira souvent de déposer une partie de ceux qu'on porte d'habitude ; aucun lien n'entravera, soit le jeu des puissances musculaires, soit la circulation du sang. Les anciens se livraient à des exercices violents, après s'être mis entièrement nus ; et, pour s'opposer aux transpirations abondantes, se frottaient le corps d'huile et se roulaient dans la poussière. Nous proscrirons de pareils exercices et de semblables pratiques , car ils ne conviennent point dans l'état actuel de notre civilisation ; mais nous recommandons d'éviter les transpirations abondantes et forcées , soit par un bon système de vêtements, soit par la modération dans les exercices.

3° On ne passera point, sans intermédiaire, de la plus grande violence de l'exercice au repos absolu ; et l'on prendra, en le terminant, quelques vêtements nouveaux , non point lourds et étroits, mais simplement protecteurs.

4° Les repas ne doivent jamais suivre immédiatement les exercices très-

violents. La stimulation toujours du-
rable que ceux-ci déterminent dans
l'économie pervertit l'ordre des mouvements vitaux, et enlève momenta-
nément à l'estomac les forces nécessaires à la fonction qu'il doit rem-
plir. Il faut donner le temps aux
phénomènes produits de rentrer dans
l'ordre naturel, et attendre que l'é-
quilibre soit parfaitement rétabli,
sans quoi les aliments placés dans
l'estomac n'y pourraient de suite subir
l'altération convenable. Par la même
raison, il ne faut pas que l'exercice suive immédiatement le mo-
ment des repas, à moins que celui-ci
ne soit très-doux, comme la promenade, le chant, etc. Les aliments se-

ront plus abondants que d'ordinaire; on les proportionnera avec soin, quant à la quantité et à la digestibilité, à la quantité même d'exercice fourni; on les prendra avec avantage après l'exercice terminé.

5° Les boissons, quoique plus abondantes qu'aux jours de repos, ne le seront point trop. On évitera celles qui sont purement aqueuses ou sudorifiques. Celles qui sont acides ou légèrement alcoolisées conviendront le mieux. Pendant la durée même de l'exercice, elles doivent être excitantes.

6° Lorsqu'après les exercices violents, la sueur ruisselle de toute la surface du corps, il faut prendre garde de l'arrêter subitement, car il peut survenir du trouble dans les viscères et y donner naissance à des fluxions. Pour obvier à cet inconvé-nient, il faut tout simplement se couvrir de ses vêtements, s'ils ont été quittés pendant l'exercice, ou bien en changer, si on les a conservés pendant celui-ci, et qu'ils aient été imprégnés de sueur.

7° Dans les exercices un peu violents, l'emploi d'une ceinture non rigide, mais large et élastique, qui soutienne l'abdomen, s'oppose aux hernies, etc., ne serait pas sans utilité.

CLIMATS.

Dans les climats infects, toutes les conditions qui épuisent l'organisme ou dépriment ses forces, déterminent l'absorption des miasmes; c'est dire que les exercices un peu violents doivent y être proscrits. La réaction qu'ils produisent peut être sans doute actuellement favorable, mais l'épuisement consécutif est souvent funeste : voilà pourquoi, sans doute, les grands travaux de terrassement ou de défrichement ont si souvent causé des mortalités terribles. La première condition hygiénique, dans ces travaux si dangereux, c'est de n'imposer qu'une somme de travail très-modérée, relativement aux forces de l'individu. Dans une atmosphère chargée de miasmes, le repos absolu, et surtout l'état de sommeil, ne sont pas moins à craindre ; mais c'est l'exercice modéré et constant, tel que la marche, l'équitation, qui offrent le plus de chances favorables par la réaction constante et modérée qu'il produit. La gymnastique, dans les climats froids, est commandée par le besoin de calorification, mais elle doit être rarement portée jusqu'à l'apparition des sueurs, et doit être pratiquée avec des vêtements non-conducteurs, sous peine de

s'exposer à des inflammations redou-
tables; exemple : l'exercice de la
chasse, du patin, de la course, de la
paume, etc. Les climats humides sont
ceux où l'habitant, souvent pâle et
infiltré, peut retirer le plus d'avantages d'une gymnastique rationnelle;
c'est à lui peut-être que les exercices
violents peuvent être conseillés; mais
qu'il évite, à la suite de ses transpirations si salutaires, l'invasion du froid
humide.

L'habitant des pays chauds présente d'une manière bien tranchée
la prédominance encéphalique et l'a-
tonie des fonctions digestives : la
gymnastique serait donc pour lui un
remède héroïque, si la transpiration

si facile à naître dans son climat, ne lui imposait des bornes. Mais s'il évite les feux du jour; s'il peut, dans l'intérieur de sa demeure rafraîchie, se livrer à des jeux peu violents, comme celui du billard, à des travaux modérés; si, le matin et le soir, il prend un exercice un peu plus actif, comme une danse en plein air, une promenade prolongée; si, de temps à autre, il prend le plaisir de la natation, il puisera dans cette gymnastique une grande puissance de réaction contre les influences délétères de son climat.

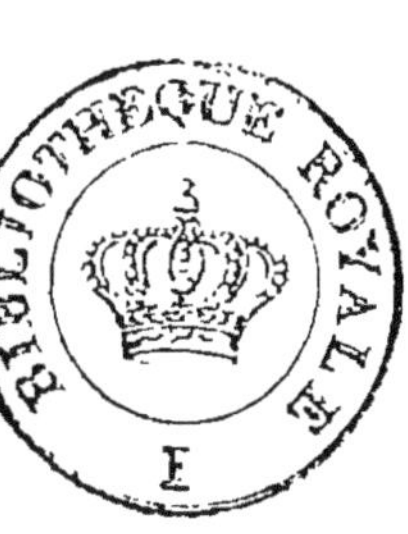

TEMPÉRAMENTS.

a. BILIEUX.

Les exercices passifs et actifs modérés sont ceux qui conviennent au tempérament bilieux, qui se caractérise par la sécheresse et l'extrême rigidité de la fibre. Les individus doués de ce tempérament doivent faire usage d'un exercice modéré et soutenu, plutôt propre à régler qu'à accélérer la marche déjà très-rapide de ses fonctions.

b. LYMPHATIQUE.

Les exercices actifs conviennent à l'individu d'un tempérament lymphatique, naturellement engourdi, lent et paresseux : la chasse, la lutte, la course, les armes, en été comme en hiver, voilà les exercices dont il doit faire usage. Ils donneront lieu au développement du système musculaire, qui, pour s'accroître, déterminera l'absorption de l'énorme quantité de sucs qui remplissent les vaisseaux blancs des personnes de ce tempérament. La force et la résistance de la fibre s'augmenteront à mesure que se dissipera cette pléthore graisseuse ou séreuse, qui rend les lymphati-

ques si impropres aux actes physiques et moraux.

C. SANGUIN.

L'individu doué du tempérament
sanguin doit faire un usage constant
des exercices actifs. Si la sanguifica-
tion est très-active, il peut sans inconvénient les porter jusqu'à la transpiration. C'est le meilleur moyen de
dissiper l'excès de pléthore, la sura-
bondance des sucs nutritifs qui tour-
mentent les personnes de ce tempérament. Elles doivent s'abstenir des
exercices qui demandent de grands
efforts, à cause de la disposition
qu'elles ont aux anévrysmes, aux hé-
morrhagies, aux congestions céré-

brales. Les exercices passifs ne peuvent aucunement leur convenir.

d. NERVEUX.

Le tempérament appelé nerveux
réclame les exercices les plus soute-
nus. La natation en été, les exercices
des gymnases en hiver, donneront
aux organes musculaires un surcroît
de puissance et d'activité, en même
temps qu'ils émousseront la sensibilité.

AGES.

ENFANCE.

La gymnastique est la vie de l'enfance : sans son secours elle s'étiole, se fane ou dépérit. La nature nous annonce, par l'extrême mobilité qu'elle imprime à l'enfant, le besoin pressant d'exercice actif que son organisation réclame. C'est la grande liberté de se mouvoir, accordée aux enfants des campagnes, qui leur donne en grande partie la forte constitution qui les distingue de ceux des villes. L'exercice qu'on fera prendre

aux enfants qui ne peuvent se sou-
tenir sur leurs jambes, ne doit pas
consister à les suspendre, comme on
en a la mauvaise habitude, par les ais-
selles, pour leur faire raboter la terre
avec leurs pieds. Tout cet attirail de
lisières, au moyen duquel on a la
ridicule prétention de les faire marcher avant le temps prescrit par la
nature, comprime la poitrine, dont
il diminue l'axe antéro-postérieur,
soulève les épaules, gêne souvent le
cours du sang dans les vaisseaux de
l'aisselle, nuit à la respiration et à
la circulation. La déviation latérale
du genou, celle de l'articulation de
la jambe avec le pied, peuvent aussi
être le résultat de l'empressement

qu'on a de faire marcher les enfants avant que leurs membres abdominaux soient assez solides pour supporter le poids disproportionné que le tronc présente à cet âge.

On peut faire prendre aux enfants l'exercice passif de la voiture; mais c'est surtout le mouvement que les enfants se donnent d'eux-mêmes qui leur devient le plus utile, parce que la célérité de leurs actes doit suivre la vivacité de leurs sensations. L'exercice qui convient le mieux à l'enfant est celui qu'on lui laissera prendre sur une natte ou sur un vaste tapis étendu à terre; qu'il s'y agite tout nu, s'y exerce de lui-même en se tournant et retournant à sa fantaisie ; bientôt il trouvera des forces dans la série des efforts généralement répartis sur tous les muscles à l'aide desquels il se soulève et se redresse ; en peu de temps ses reins et ses membres acquerront de la souplesse et de l'agilité, si toutefois la nature seule est son guide, et qu'on ne lui apprenne à marcher à l'aide d'aucune invention que ce soit.

Dans ses premiers exercices, l'enfant doit être abandonné aux inspirations de son instinct ; point de maître pour la marche, ni pour aucun autre mouvement ; qu'on le laisse se traîner pendant quelques mois sur ses mains et ses pieds : cet exercice, le seul naturel à cet âge, est, par cela même, le plus salutaire et le plus propre à commencer le développement de belles formes ; il ouvre la poitrine, met simultanément en action, et fortifie la presque totalité des muscles du corps. L'enfant, après l'avoir quelque temps pratiqué, se dresse sur ses pieds, retombe sur ses mains, se redresse et retombe de nouveau ; puis, après avoir répété pendant quelques jours ces essais, se hasarde à parcourir debout une petite distance. D'abord, il le fait par amusement ou pour se faire remarquer ; et, lorsqu'il est pressé, il prend sa course à l'aide des mains et des pieds ; mais, après quelques semaines, il renonce à ce dernier mode de progression, et se livre sans retour à l'exercice de la marche.

L'enfant qui a de lui-même appris ainsi à marcher, court bientôt sur la terre ou sur le pavé, sur un terrain droit ou incliné, uni ou raboteux, sans qu'il en résulte jamais pour lui le moindre accident. S'il perd le centre de gravité, il se laisse tomber sur ses mains ou sur ses fesses ; il paraît même souvent le faire dans l'intention de se reposer. Par cette adresse, naturellement et spontanément acquise, il arrive à l'âge de deux ans, sans avoir jamais éprouvé ces contusions et autres petits accidents qui causent tant de pleurs à la première enfance.

Au contraire, l'enfant auquel on a appris à marcher à l'aide de lisières ou de tout autre artifice, contracte l'habitude d'une pernicieuse sécurité, tombe comme une masse inerte, lorsqu'il est abandonné à lui-même; et, pour le préserver des meurtrissures, des contusions qui le baignent de pleurs, il faudra avoir recours à l'usage d'un bourrelet sur la tête, très-mauvais moyen.

Arrivé à trois ans, l'enfant commence à s'exercer à l'aide de sa brouette et de ses jouets, qu'il porte ou traîne d'un lieu à un autre; puis vient l'époque de l'exercice de la balle, du cerceau, etc.; enfin ceux des gymnases, de la natation, etc.

ADOLESCENCE.

Les exercices actifs sont utiles, dans l'adolescence, pour attirer dans les membres ces principes vivifiants qui souvent se dirigent avec trop d'activité vers les organes respiratoires. Lorsque l'accroissement est extrême et accompagné de faiblesse, c'est servir les intentions de la nature que de supprimer les exercices trop violents et de ne permettre que ceux qui sont nécessaires pour faciliter l'assimilation des matériaux nutritifs. L'accroissement rapide du corps peut, par la débilité musculaire qui en est le résultat, donner lieu à des déformations nombreuses. On doit donc, à cette époque, surveiller les exercices et les attitudes que prend l'adolescent.

Les jeux les plus convenables à cet âge sont la corde, les barres, la balle, la paume, le cerceau, le volant, etc., plaisirs purs, goûtés sans modération comme sans remords, et qui transportent l'enfance à ses premiers pas dans la vie. L'équitation, l'escrime, la natation, etc., deviendront le partage d'un âge un peu plus avancé.

AGE ADULTE.

Dans l'âge adulte, l'exercice offre l'avantage de distribuer dans les membres ces principes vitaux que nos pernicieuses habitudes concentrent con-

tinuellement sur les organes abdominaux ou sur l'encéphale. L'exercice
le plus approprié aux adultes est
celui de la promenade à pied. Il est
très-avantageux aux citadins de sor-
tir tous les jours de la ville, pour se
promener dans la campagne. L'air
pur qu'on y respire, le parfum suave
qu'exhalent les plantes et les arbres,
lorsque la végétation est en pleine
activité, et les distractions agréables
que procure l'aspect de la simple
nature, répandent un sentiment de
bien-être dans tous les organes, et
ne contribuent pas peu à maintenir
la santé.

VIEILLESSE.

Enfin, dans la vieillesse, l'exercice délivre les principales fonctions de ce sentiment de gêne dont elles sont accompagnées, et prévient souvent des congestions cérébrales si fréquentes à cet âge. Le mépris des règles hygiéniques a causé bien des victimes. L'obésité, la goutte, les maladies organiques, la foudroyante apoplexie, ont retiré de la vie bien des imprudents qui croyaient seulement se retirer des affaires qui avaient occupé leur âge mûr. La marche, le billard, l'équitation, les voyages, les travaux modérés de la campagne, le jardinage, doivent offrir leur ressource à ces malheureux que le repos absolu tuerait; qu'ils n'oublient pas non plus de surveiller avec le plus grand soin la somme journalière de leurs aliments. Mais il est encore un conseil trop souvent méprisé par eux, et qu'il convient de leur rappeler : la vie ne se borne pas seulement à des actes corporels; la culture ou seulement la connaissance générale des lettres et des sciences, en abrégeant pour eux des journées ordinairement si longues, contribuerait aussi à prolonger leur vie, en remplaçant par l'augmentation de l'exercice intellectuel la diminution de l'exercice corporel.

SEXES.

Les exercices doivent varier sui-
vant le sexe ; mais ce serait une er-
reur préjudiciable de croire que la
femme ne doit être soumise qu'aux
exercices passifs. Ses occupations
trop sédentaires lui imposent au contraire, plus encore qu'à l'homme, la
nécessité de se livrer aux exercices
actifs. Ceux-ci seulement doivent être
plus modérés chez la première que
chez le dernier. Elle fera avec avantage usage de ceux qui mettent en
action les muscles thoraciques, que
son genre de vie lui donne trop
peu d'occasions d'exercer. Le jeu
de volant réunira surtout pour

elle un grand nombre d'avantages.

Nous ferons bien de restreindre la gymnastique réservée aux filles aux exercices que réclame leur santé. Comme délassements, la promenade, la voiture, le billard, le cerceau, le volant, le chant, la musique, et surtout la danse; comme travaux, les arts divers qui servent à la confection et au blanchîment des vêtements, à la toilette, tous ceux qui exigent peu de force et beaucoup de goût, qui réclament seulement la station ou des exercices manuels sans violence, mais fréquemment répétés; à la campagne, le jardinage, les soins généraux de la ferme, les occupations les moins pénibles des champs, la cueillette, le sarclage.

Mais, si une trop longue immobilité ou une application trop constante à l'étude ou à des travaux assis a suspendu leur développement, alors, comme exercices généraux, la natation, la corde, l'équitation, les exercices les plus doux du portique; nous exceptons toutefois l'escrime, la lutte, les tours de force, qui ne semblent jamais devoir leur convenir.

La femme mère, qui remplit les devoirs de sa position, n'a pas besoin de gymnastique, lors même qu'elle n'a pas un travail spécial et convenable à fournir : le soin et l'éducation de ses enfants, la surveillance des domestiques, les devoirs journaliers suffisent à sa santé.

TEMPS DE L'EXERCICE.

Relativement aux moments les plus convenables à l'exercice, on peut avancer cè qui suit. Les exercices actifs, tels que les armes, le saut, la lutte, etc., ne doivent être pris que lorsque la digestion est achevée, parce que l'organisme ne peut convenablement accomplir plusieurs actes à la fois. L'exercice très-modéré, comme la promenade à pied ou en voiture, celle à cheval, au petit pas, la lecture à haute voix (pourvu que l'ouvrage qu'on lit soit gai et n'exige aucune contention d'esprit), le volant, etc., peuvent être mis en usage immédiatement après le repas; cependant il n'est ni naturel ni utile aux personnes qui jouissent d'une santé parfaite, et font un usage habi-. bituel des exercices de corps, de se livrer à ces mêmes exercices, quelque modérés qu'ils puissent être, dans la vue d'aider l'accomplissement d'aucune espèce de fonctions de la vie organique. L'indispensable nécessité du mouvement pour faciliter l'action des organes digestifs est une preuve ou du mauvais état de ces organes, ou d'une vie habituellement trop sédentaire hors le temps de leurs fonctions. Cette vie sédentaire n'occasionne en effet aucun besoin

dans les organes de relation; ceux-ci
exigent moins de matériaux des organes de la vie intérieure, et ces der-
niers, par cette raison même, devien-
nent plus paresseux.

Si les médecins prescrivent aux
personnes livrées aux travaux de ca-
binet une promenade ou quelque
autre exercice modéré après le repas, c'est parce qu'ils pensent, et
avec raison, que les fonctions gas-
triques sont loin d'être aussi déran-
gées par ces mouvements doux
qu'elles le seraient par l'exercice des
facultés intellectuelles. Si la même
prescription est faite aux personnes
qui n'exercent pas leur cerveau, et
qu'elle leur soit avantageuse, ce ré-

sultat vient de-ce qu'elles languissent trop habituellement dans un pernicieux repos, dont l'effet se trouve alors en partie neutralisé par l'exercice, bien qu'il ne soit pas pris en temps convenable.

INSTITUTIONS PUBLIQUES.

Les pensionnats sont en général réservés aux deux âges extrêmes de la vie : les enfants et les vieillards. Les premiers doivent y recevoir l'éducation morale et intellectuelle ; mais, d'après ce que nous avons exposé, il est vicieux en hygiène de séparer l'éducation du corps de celle du cerveau : aussi nous souhaiterions que les inspecteurs destinés à sur-

veiller ces maisons, visitassent non-
seulement la nature et la portée des
études, mais encore les réfectoires,
les lieux d'habitation, et par-dessus
tout la tenue des institutions gymnastiques, qui doivent faire dans les
pensionnats destinés aux jeunes gens
des deux sexes un élément aussi
important que celui des études
mêmes.

Quant aux maisons des vieillards,
qu'aucune ne soit autorisée si elle
ne contient des jardins suffisants,
destinés à la promenade ou à l'exercice manuel de ses habitants, et des
promenoirs couverts pour la mauvaise saison. Nous pouvons dire, en
thèse générale, que partout où la

gymnastique a été exercée avec mé-
thode, elle a produit la vigueur, l'a-
dresse, la santé, la beauté et la lon-
gévité.

CONSIDÉRATIONS

SUR LES GYMNASES MODERNES.

Dans ces utiles établissements, l'é-
nergie physique et morale que
l'homme acquiert est toujours ap-
pliquée au bonheur de ses semblables : tous les ressorts d'une noble
émulation s'y déploient à l'envi. Les
sentiments généreux y germent et

s'y développent; la force physique et l'adresse leur prêtent un appui. De combien d'hommes n'a-t-il pas fixé l'attention, ce problème important de la réunion de l'éducation physique à l'éducation intellectuelle! Mais jusqu'à quel point peut-on réunir dans le même individu la perfection physique de l'homme sauvage et l'intelligence cultivée de l'homme civilisé? C'est une question sur laquelle les bornes de notre dissertation ne nous permettent pas de nous étendre; qu'il nous suffise de dire ici que tous les anneaux qui doivent composer la chaîne des facultés de l'homme ne doivent plus désormais être séparés. C'est dans les mêmes enceintes que doivent être versées les richesses de l'intelligence et développées les facultés du corps. Jetons un coup d'œil sur les gymnases anciens : ils n'étaient pas moins consacrés au développement des facultés intellectuelles qu'à celui des forces musculaires. Ce n'était pas même seulement pour pratiquer les divers exercices palestriques que tous les peuples de la Grèce se rassemblaient, à des époques déterminées, à Olympie, à Delphes, à Némée et dans l'isthme de Corinthe, c'était encore pour y voir exposés au jugement du public les ouvrages des artistes les plus célèbres ; et si l'athlète y venait par ses luttes donner des preuves de sa force, le poëte et l'historien, par la lecture de leurs compositions les plus brillantes, n'y prouvaient pas avec un moindre éclat la fécondité de leur génie : témoin Hérodote, dont la lecture des neuf livres a été couronnée par les noms des neuf Muses.

De ce concours mutuel et simultané de leviers physiques et moraux que doit-il résulter pour le bonheur de l'homme? Au lieu d'une génération délicate, mobile, épouvantée par les moindres difficultés, irritée des plus légers obstacles, abattue par les moindres affections, livrée à l'esclavage des besoins avilissants du luxe, nous aurons une génération forte au physique comme au moral, prémunie contre les dangers auxquels nous exposent toutes les conditions de la vie, douée de franchise et de fermeté dans le caractère, de constance, de présence d'esprit et de courage, en un mot, digne en tout des mœurs héroïques de l'antiquité. Nous verrons alors disparaître sans retour tous les abus qui résultent de nos colléges actuels à Constantinople et dans toute l'étendue de l'empire Ottoman, et la jeunesse, délivrée des entraves apportées à l'exercice des fonctions les plus importantes de l'économie, n'aura plus à redouter pour l'âge mûr des infirmités puisées dans une éducation vicieuse. L'homme adulte que la culture des lettres ou tout autre état astreint à une vie sédentaire, trouvera aussi dans les gymnases un délassement salutaire, et pourra sans rougir suivre l'exemple des Agésilas, des Cicéron et de tant de génies dont nous admirons les immortelles productions. Avant de terminer, il est bon d'exposer ici, d'une manière succincte, l'historique de ces établissements.

Les premiers essais des gymnases ont été faits en Saxe, en 1786, dans l'institut de M. Salzmann. Depuis cette époque, les gymnases se sont multipliés dans la Suède, la Prusse, le Danemark, l'Allemagne et la Suisse.

Le vénérable Pestalozzi, auquel la morale la plus pure et les qualités les plus éminentes ont mérité le nom de Socrate de l'Helvétie, MM. Fellemberg, Jahn et Clias, ont enfin réduit en pratique et fortifié par les plus heureux succès les belles théories depuis longtemps conçues par les hommes les plus éclairés. La France, agitée, pendant les temps qui viennent de s'écouler, du délire brûlant des conquêtes, était seule et pour la première fois restée stationnaire au milieu de cet élan général des nations policées. Le conseiller Amoros dirigeait en Espagne, avec les plus grands succès, un institut fondé d'après les principes de Pestalozzi, et Madrid recueillait, sous Charles IV, le fruit des travaux de l'homme d'État philanthrope auquel était confiée l'éducation de l'infant. En 1817, quelques essais d'exercices gymnastiques furent tentés dans l'institut académique des nations européennes à Paris, et M. Amoros, devenu citoyen français, s'empressa d'offrir à sa nouvelle patrie le fruit des calculs de son expérience. Ce fut enfin sous la protection réunie du gouvernement et de quelques hommes généreux qui sentaient l'importance de l'institution que l'on vit s'élever le premier gymnase français.

Sans M. Amoros, les Français n'au-
raient qu'une faible idée des exercices presque tous connus des anciens.

FIN.

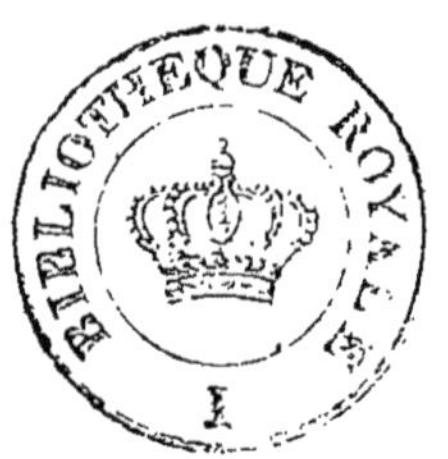